La Bathérapie
Ou le Pouvoir des bains énergétiques

par Lillie Lollia

www.lillielollia.com

Édition : Auréolie Éditions – 4 rue des mariniers, 75014 Paris
Dépôt légal : Décembre 2020

Code ISBN : 9798597571843

Remerciements

Je tiens à remercier mes guides, mes ancêtres pour ma présence ici et pour m'avoir accompagnée et guidée dans toutes les recherches m'ayant permis de rédiger cet ouvrage. Ils me permettent jusqu'à maintenant de pouvoir transmettre ce patrimoine.

Je remercie mes amis parce qu'ils sont de véritables ange-gardiens dans ma vie…

A William, ma flamme jumelle et à ma cousine Caroline qui ont passé de longues heures à corriger ce manuscrit, je te remercie d'y avoir mis autant de coeur malgré ta complète ignorance du sujet, à William +, à Sandra V pour son soutien et sa présence à ce moment-là, à ma tante Ninine, à mes cousines Marie-Joëlle & Caroline, à Corinne, à Régine, à Gabriel, à Marie-Christelle qui a rendu cela possible et à Sylvio P. qui m'a accompagné pour la réalisation de ce présent ouvrage, à Georges pour sa présence et à vous qui lisez le présent ouvrage.

Merci,
Lillie Lollia

A propos de l'auteur

Épicurienne dans l'âme, Lillie Lollia voyage à travers le monde. Mais pas que. Thérapeute, elle s'épanouit pleinement aujourd'hui à travers ses différentes casquettes d'ethnobotaniste, d'herboriste et d'accompagnatrice holistique.

Avant cela, ses études l'ont amenée à étudier la finance de marché. Allez comprendre le lien. Il n'y en a pas bien sûr. C'est simplement l'appel du cœur, ce lien fort avec la nature et accessoirement avec sa grand-mère qui la conduisent sur cette voie. Celle de son épanouissement et de la guidance pour autrui autour des plantes.

D'abord passeuse de livres, puis auteur de plusieurs ouvrages sur les plantes des Amériques, Lillie Lollia au savoir immense, nous fait découvrir ici sa création, La Batherapie.

Elle nous plonge littéralement dans les bains avec conscience, ceux que nos parents nous faisaient prendre pour la rentrée des classes par exemple, agrémentés d'une atmosphère étrange aux yeux d'un enfant et où ce dernier ressentait l'importance du moment.

Sans nul doute, les bains existent partout sur terre sous différentes formes, à différentes périodes, tout en étant une pratique commune à toutes les cultures.

Visitez www.lillielollia.com

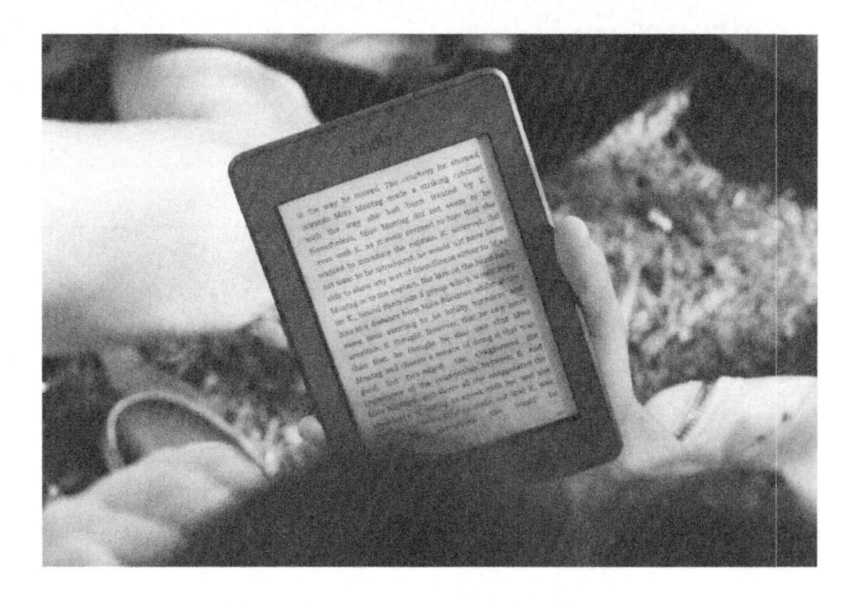

CLIQUEZ ICI POUR DÉCOUVRIR LE SITE WEB DE L'AUTEUR & PROFITER DES DERNIÈRES ACTUALITÉS

Sommaire

CHAPITRE 1

Définition du bain holistique

Un nouveau jour. J'ai encore entrepris la rédaction de cet ouvrage, ne sachant pas, une nouvelle fois par où commencer ni si j'arriverai au terme de ce dernier.

Si vous l'avez entre les mains, c'est que j'y suis parvenue.

Je me dis qu'il était nécessaire que je m'y mette parce qu'il me semble important de faire partager à un plus grand nombre cette expérience des bains…

Qui n'a jamais apprécié de prendre un jour dans sa vie, un bon bain, pas le petit bain pris rapidement ni le bain hygiénique mais le bain qu'on prend parce qu'on en a envie, le bain qu'on prend avec plaisir et qu'on espère qu'il durera toute la vie.

C'est cela, la bathérapie !

Vous êtes déjà un expert sans même le savoir, je vais juste vous « apprendre à prendre » votre bain en conscience tout simplement afin d'en tirer le maximum de bienfaits pour vous à tous les niveaux…et votre environnement.

Les bains sont souvent synonymes de souvenirs de détente mais aussi de bonheur. Dès notre plus jeune âge, « les bains ont toujours été synonyme de moments de partage et d'échanges entre un bébé et son environnement. »

Les bains peuvent aussi faire partie de notre épanouissement et ont permis de débloquer des situations de manière surprenante dans ma vie… J'ai eu l'honneur de partager ce savoir ancestral avec des amis simplement en les adaptant et en les mettant au goût du jour.

Souvent les résultats obtenus, nous ont tout simplement… bluffés.

J'ai entrepris bien des fois la rédaction de ce manuscrit et me suis souvent arrêtée en cours de route.

Appréciant grandement ma petite vie discrète, j'avoue avoir un peu de mal à me montrer.

Ma rencontre avec Nathalie m'a littéralement fait comprendre que je me « devais » de transmettre à un plus grand nombre, le fruit de mes expériences et le résultat de mes recherches.

En refusant je risquais de paraître quelque peu égoïste…

Tout a commencé lors d'un rendez-vous professionnel durant lequel j'ai rencontré Nathalie, je lui ai expliqué mon intérêt pour les bains holistiques, en énumérant rapidement le principe et les bienfaits.

Elle-même déjà maintes fois auteure, m'encouragea à entreprendre dès que possible l'écriture du présent ouvrage.

A ce moment-là, c'était compliqué, je me remettais d'une fracture au poignet, je suivais alors une longue rééducation de plusieurs mois.

Quel challenge ! Je me devais de finir la rédaction de ce livre avant la fin de l'année 2017, ce que j'ai fait et je l'ai mis de côté en attendant le bon moment…

Cette année 2020, est de loin l'année où j'ai eu le plus de demandes et il devenait urgent pour moi de le partager avec vous afin que vous puissiez profiter au plus tôt de ses bienfaits.

J'ai pris récemment le train de Nice en direction de Paris et je croise la route d'une chaleureuse dame d'origine maghrébine et devinez de quoi avons-nous parlé ?

Au cours de notre discussion, elle finit par sortir de son sac, une bouteille avec de l'eau et une feuille avec une inscription en arabe à l'intérieur.

Cette dame, que nous appellerons ici Aisha, traversait actuellement de nombreuses épreuves aussi bien au sein de son foyer qu'au sein de son travail.

Aisha décida d'aller demander conseil à l'imam qui lui fit cette préparation avec une sourate du Coran.

Il lui conseilla de se baigner avec cette eau et avec le reste d'en asperger sa maison.

J'ai considéré que cette rencontre était un signe du ciel, une synchronicité et que le moment de publier cet ouvrage était venu…

Je me suis fait un devoir moral de partager avec vous les connaissances que j'avais à ce sujet.

A la fin de cette année 2020, j'enseigne à des thérapeutes et à des soignants un protocole que j'ai inventé et appelé la bathérapie.

« C'est parti d'un défi où mon chauvinisme légendaire a pris le contrôle de mes pas. »

Deux ans auparavant, mes activités s'étant élargies, j'organisais souvent des stages et des conférences avec des acteurs de développement personnel ou/et holistique de renommée nationale et internationale. Une amie que je considère comme mon alter-égo, Aurielle qui vit à Bali m'invita à la rejoindre, me décrivant Bali comme le pays par excellence du développement personnel et des soins holistiques.

« Une vraie référence mondiale… Ce qui s'est avéré très vrai par la suite. »

A l'époque, je ne l'entendais pas de cette oreille et je lui ai dit, je veux bien venir rencontrer tout type de thérapeutes et de techniques mais je ne ferai pas un aussi long voyage si moi, je n'avais rien à apporter à ce niveau…

Cette idée m'était insupportable…

Elle en a parlé à une communauté d'expatriés de tout pays « connectée » et la simple évocation de cette technique réjouissait au-delà du pays… Ainsi est née la bathérapie…

L'idée a fait son chemin et j'ai mis en place des stages autour de la bathérapie.

Bon, hop, un petit bain pour m'accompagner….*

Un petit coup de pouce pour terminer la rédaction du présent ouvrage !

Je tiens à préciser avant d'aller plus loin que les bains n'ont pas la prétention d'être la solution miracle à tous vos soucis, même si ma propre expérience prouve qu'un bain peut aider dans bien des domaines notamment dans des situations très complexes.

Les bains n'ont pas la prétention de se soustraire à un avis médical.

Nous ne pouvons continuer dans la lecture du présent ouvrage sans parler des bienfaits de la bathérapie.

Un bain permet de pallier les problèmes d'insomnie et de tension dans le corps.

Les bains ont de réelles propriétés relaxantes et détoxifiantes de l'organisme.

Les bains peuvent être un traitement complémentaire à un traitement plus conventionnel afin de traiter des symptômes physiques, tels que l'hyperactivité, le stress et bien d'autres maux physiques et émotionnels.

En Allemagne où les bains sont encore très utilisés et sous différentes formes.

Le bain dérivatif est une technique ancestrale mondialement connue qui aide à améliorer les fonctions éliminatoires du corps, de la Nouvelle Guinée-Papouasie à l'Europe en passant par l'Amérique du nord qui consiste à refroidir certaines parties du corps en le frictionnant à partir d'un gant généralement.

Ce qui permet de soulager des maux divers et variés, notamment les migraines, les règles douloureuses ou encore les bains de siège… sont monnaie courante.

L'utilisation de vinaigre de cidre en bain est fréquente aussi en Europe et en Amérique du nord pour apaiser les tensions du corps physique mais pas que...

L'être humain est constitué de plusieurs corps que certaines personnes peuvent apercevoir à l'œil nu telle que la création des produits Aura Soma, la pharmacienne Vicky Wall qui avait un trouble sévère de la vue.

Aujourd'hui, il existe plusieurs appareils qui aident à photographier ces corps.

Ces équipements sont encore onéreux et nous pouvons trouver des spécialistes de l'interprétation de ces clichés.

Les bains agissent sur le corps physique et apportent un mieux-être, ce n'est plus à démontrer. Le but du présent ouvrage est de montrer l'impact qu'il peut avoir sur les autres corps pour créer des changements à d'autres niveaux avec des effets tangibles et durables.

Nous pouvons dire que les bains agissent sur différents plans et sur différents corps.

S'il y a un déséquilibre, nous pouvons penser que le champ d'énergie de la personne est abimé et agir en conséquence.

Il existe 7 corps qui sont dits énergétiques et qui sont rattachés aux 7 chakras qui sont les points énergétiques du corps dont parle la tradition indienne notamment à travers le yoga et de la médecine traditionnelle.

Nous avons tous déjà vu ou aperçu un schéma représentant les chakras tellement ils sont populaires.

Les 7 corps énergétiques sont, de bas en haut:

Le corps divin au chakra coronal

Le corps spirituel au chakra du troisième œil

Le corps causal au chakra de la gorge

Le corps mental au chakra du cœur

Le corps émotionnel au chakra du plexus solaire

Le corps éthérique au chakra sacré

Le corps physique au chakra racine

Ces corps se superposent et englobent le corps physique tout entier.

Il faut savoir aussi que les bains travaillent sur tous les plans qui ne sont pas tous physiques même si on n'en a pas toujours conscience.

Ces plans subtils sont éthériques, astral, mental et causal.

Cela ne veut pas dire qu'ils n'existent pas, on respire bien, de l'air.

Voit-on cet air ?

Non et pourtant il existe bien et est indispensable à notre survie.

Nous n'allons pas rentrer dans la complexité de ce savoir immensément riche mais une petite approche est nécessaire.

Nous avons dit précédemment que les chakras sont des centres d'énergie principaux répartis sur tout le long de la colonne vertébrale, en commençant par le coccyx et se terminant par le sommet du crâne.

Nous y trouvons donc :

Le chakra racine ou *Muladhara* en sanskrit, le 1er chakra, se situe au niveau du coccyx, sa couleur est le rouge et le lieu où réside les besoins primaires d'un individu, l'instinct de survie.

Le chakra sacré ou *Svadhisthana* en sanskrit est le 2ème chakra, il se situe entre le pubis et le nombril, sa couleur est orange, sa fonction est de gérer et réguler les rapports d'un individu avec son environnement, il régit aussi les besoins en général, aussi les besoins sexuels et les besoins matériels.

Le chakra du plexus solaire ou *Manipura* en sanskrit est le 3ème chakra et il se situe sur la pointe du sternum, la région sous la cage thoracique, sa couleur est le jaune et est consacré à la confiance et l'estime de soi, la volonté de passer à l'action.

Il est fort à parier qu'une personne qui aurait tendance à la procrastination (difficulté à passer à l'action) aurait un blocage au niveau de ce chakra.

Le chakra du cœur ou *Hanahata* en sanskrit est le 4ème chakra et il se situe au niveau de la cage thoracique, sa couleur est le vert et est consacré à l'amour sous toutes ses formes mais aussi à l'acceptation de soi et des autres.

La tolérance et le pardon sans oublier la satisfaction (donnée rare aujourd'hui) sont attachés à ce chakra.

Le chakra de la gorge ou *Vishuddi* en sanskrit, 5ème chakra, il se situe au niveau de la gorge, sa couleur est le bleu, elle signifie purification et est le siège de la communication verbale ou non.

Souvent quand nous en avons trop dit ou même quand nous n'avons suffisamment dit concernant un conflit que nous avons traversé, nous avons mal à la gorge.

Le chakra du troisième œil ou *Ajna* en sanskrit, est le 6ème chakra, il se situe entre les sourcils, sa couleur est l'indigo, elle concerne tout ce qui a trait à l'intuition, l'imagination, le discernement.

Le chakra couronne ou chakra coronal ou *Sahasrara* en sanskrit, est le 7ème chakra, il se situe au sommet du crâne, sa couleur est le violet ou/ blanc or et est le lieu où réside la sagesse céleste et spirituelle, la connexion au divin.

Si vous rencontrez de profondes difficultés faites-vous accompagner, entrer en thérapie, c'est un plus incontestable.

Comme le dit si bien Sandrine Muller Bohard, guérisseur et auteure, dans certains cas, quand on se trouve dans une période des plus pénibles, on a besoin d'une aide extérieure pour s'en sortir… et il ne faut pas hésiter à s'accorder ce recours.

Il m'est arrivé de rencontrer lors des ateliers que j'animais certaines personnes qui avaient besoin de tout… et malheureusement, le bain ne pouvait pas combler leur insatisfaction.

Je ne pus qu'avouer ma limite et les diriger vers des personnes qualifiées, dans ce cas, les bains viennent en soutien d'une thérapie plus conventionnelle.

Les résultats observés sont impressionnant, n'a-t-on baigné dans un liquide sereinement jusqu'à notre venue dans ce monde ?

Je vous dirai simplement que nul ne devrait quitter sa demeure sans s'assurer d'avoir pris le temps de clarifier ses pensées et de se protéger par la méditation, la respiration, la visualisation ou toutes autres techniques permettant d'être centré et près à faire face aux aléas de la vie.

Nul ne devrait quitter sa demeure sans avoir pris le temps de prendre une douche ou un bain.

Ma remarque semble là des plus étonnantes et pourtant nombre de personnes quittent chaque jour leur maison sans être acquitté du nettoyage du corps mais pas uniquement, le nettoyage des miasmes et lourdeurs énergétiques.

Même une douche peut être prise avec une telle intention (si elle n'est pas trop chaude, nous verrons ça plus en détail plus loin).

Sur tous les continents, anciennement, prendre un bain était un moment privilégié, un temps pour soi, afin de se laver et de s'alléger du fardeau du quotidien.

C'était un rituel devenu suffisamment rare pour être considéré comme sacré notamment en Finlande et en Asie.

En Égypte ancienne, Cléopâtre était réputée pour ses bains de sel purificateurs et de lait d'ânesse pour la beauté.

Avant même l'existence des baignoires actuelles, il en existait déjà bien avant le Moyen-Âge, bien-sûr pas sous la forme que nous connaissons aujourd'hui, tantôt en pierre, puis en argent, en marbre ou de tous simples tonneaux en bois.

Au Japon, les baignoires étaient en bois, on en trouve encore à ce jour.

Même si aujourd'hui, il est beaucoup plus répandu, l'arrivée de l'eau courante dans les maisons a permis une plus grande démocratisation des bains hygiéniques.

Selon de nombreuses traditions et encore en Europe, le bain fait encore partie d'un rituel de purification pas uniquement physique mais aussi spirituelle.

Beaucoup moins connue, la valeur spirituelle des bains, il est possible d'utiliser ces derniers de manière holistique car ils peuvent être un outil pour aller plus loin dans sa quête de soi et permettre de prendre en compte un individu dans son entièreté.

Dans les régions reculées des quatre coins du monde où les peuples sont encore proches de leurs traditions, les bains sont encore très répandus pour leurs bienfaits… Qui ne sont plus à démontrer.

Je parlerai des Amériques, cette région du monde où je pris naissance, un samedi du mois d'octobre.

Dans cette partie du monde aussi loin que remontent mes recherches, les bains ont été préparés avec des plantes, des écorces mais pas uniquement.

Aujourd'hui, on peut en faire dans l'intimité de son domicile et… facilement.

Je vais tenter d'abord de vous expliquer de quoi il s'agit.

Puis, comment ça marche pour que vous puissiez les préparer en toute confiance afin d'en faire profiter votre entourage et ceux que vous aimez.

Je vais tenter de mettre au goût du jour cette pratique en lui apportant quelques nouveautés qui ont fait leur preuve.

Une fois que vous comprendrez comment ça fonctionne, vous pourrez vous aussi assez facilement « agir », à la force de votre cœur, de votre volonté, de votre ressenti…

En fonction de vos besoins… Laissez-vous guider.

Au fil des années, je me suis aperçue des bienfaits des bains pour « moi-même » mais aussi pour les autres à travers leurs difficultés du quotidien.

J'ai pu me sortir de situation délicate où je me sentais complètement bloquée où il me manquait clairement les ressources nécessaires pour m'en sortir.

Il m'a suffi de prendre quelques bains au hasard basés sur quelques exemples pris ci et là pour finalement réussir à faire un bain qui peu de temps après me faisait le plus grand bien.

Etait-ce le fruit du hasard ?

Je me suis posée la question, tel Saint Thomas, je suis de nature à m'expliquer ma foi par la raison en remettant toute chose en cause avant d'y accorder le moindre crédit... Bêtement.

Je n'ai pas la prétention de dire que j'ai tout essayé, je dirai simplement que j'ai essayé pas mal de choses.

Des bains de toutes sortes, venant de tout horizon, des bains très divers et variés avec de l'eau, les plus utilisés et les plus connus.

Pas uniquement, les bains de sudation qui sont des bains de purification, on ne les présente plus, tels que les hammams qui nous viennent des pays arabes et musulmans notamment la Turquie, les saunas qui viennent des pays nordiques, des huttes de sudation qui viennent des amérindiens d'Amérique du nord.

Il existe aussi un bain de vapeur comme possibilité exclusive de se laver pour les femmes dans une tribu d'Afrique du Sud.

Au fur et à mesure, en expérimentant différents types de bains et étudiant différentes cultures grâce à ma formation d'ethnobotaniste, j'ai pu me rendre compte de la réalité des bains de par le monde.

Les bains sont une connaissance mondiale, au même titre que l'utilisation des plantes médicinales.

J'ai pu conclure en disant une chose, l'intention est le plus important dans la réalisation d'un bain.

On ne peut pas oublier l'eau, cet élément qui a fait l'objet de tellement d'études.

Pour rappel, nous sommes composés à 70% d'eau.

L'eau, ce merveilleux élément qui a une mémoire, c'est-à-dire une intention fixée dans l'eau, je te rassure tu le découvriras un peu plus loin, patience...

« Ce qui me permet d'en parler un peu plus longuement ici. »

Avec le temps, je me suis vraiment passionnée pour le sujet, les bains m'ont aidé à faire face à un certain nombre de situations dans ma vie, à chaque fois, j'étais bluffée par les résultats obtenus.

Dans ma pratique quotidienne de thérapeute, j'ai décidé d'introduire les bains afin de pouvoir estimer l'efficacité de ces derniers pour les autres…Et ça fonctionnait.

Ma réputation en qualité de préparatrice de bains, s'est faite et je recevais des commandes de partout aussi bien de l'Europe mais aussi de l'Amérique du nord.

J'ai commencé alors à mettre en place un protocole duplicable afin de transmettre ce savoir ancestral… secrètement gardé.

En effet, le commun des mortels n'en a pour la plupart jamais entendu parler de cette technique quantique d'un autre âge hormis certains cercles dispersés par-ci et là, cette connaissance est encore bien vive… et transmise.

Malheureusement, la transmission ne se fait pas au rythme de départ dans l'autre monde…

C'est un sujet passionnant que j'aimerais partager avec vous, vous pourrez en très peu de temps démystifier cet art pour votre plus grand bien.

De quoi s'agit-il ?

Il s'agit d'un bain préparé en y fixant une intervention précise.

Un bain holistique peut être une eau claire à laquelle on aura fixé une intention, c'est un bain énergétique…

J'ai mené ma petite enquête et je me suis aperçue que pas une région sur cette planète n'a ses recettes de bain.

Même la bible y fait référence et parle de ses vertus purificatrices.

« Purifie-moi avec l'hysope et je serai pur, lave moi et je serai plus blanc que neige » Psaume 51 verset 7

Aujourd'hui, peu de personnes dans notre monde occidental est initié à cette pratique.

A ma grande désolation, ce savoir est en voie de disparition et reste l'apanage de certains chamans et initiés…

Cette technique est vraiment fantastique, elle m'a soutenu dans des périodes difficiles de ma vie et me soutient encore dans ma quête, aujourd'hui.

J'ai pu aider et accompagner beaucoup de personnes simplement en rajoutant à leurs parcours… Quelques bains, certaines fois, un seul bain a pu faire la différence SIGNIFICATIVEMENT dans la vie de certaines personnes.

Prenons l'exemple de Nathalie qui était dans une situation vraiment délicate, femme au foyer mariée à un homme qui se désintéressait d'elle et au bon fonctionnement de son foyer.

Une femme cultivée, élégante et brillante, Nathalie franchit alors la porte de ma librairie remplit d'ambition car elle est bien consciente de l'urgence de sa situation, elle voulait se lancer dans l'évènementiel.

C'est une femme profondément meurtrie et courageuse mais volontaire que je rencontre.

Elle a entendu parler de *mes bains*, je lui propose alors 3 bains à raison d'un bain par mois.

Une semaine après le premier bain, je la revois toujours affaiblie mais elle dégage une certaine sérénité, une certaine force, quelque chose avait changé…

Je n'ai absolument rien dit, j'ai préféré observer, le mois d'après, elle prit son second bain et là, beaucoup de synchronicités se sont produites… Comme quelqu'un qui aurait bénéficié de conditions favorables qui lui ont permis d'avancer significativement.

Au troisième bain, elle se lançait pleinement dans sa nouvelle activité.

Bien entendu, sa réussite est dû à un travail acharné et sans relâche de sa part mais on ne peut nier l'impact plus que positif des bains sur sa vie.

Plusieurs années après, elle a pu me témoigner son expérience.

Je tiens à préciser une chose qui me semble importante, je ne suis d'aucune confession, j'ai bien reçu un baptême orthodoxe pour lequel j'ai le plus grand respect mais je reste cette enfant née dans cette île des Caraïbes où le syncrétisme y est maître.

Je vous conseille de lire les recommandations avant de passer à la deuxième partie pour vous permettre de mieux connaître la méthode qui, même si elle est simple et ludique, détient néanmoins certains codes qu'il faudrait respecter.

Vous n'êtes pas obligés d'adhérer à tout ce qui est inscrit dans le présent ouvrage, prenez ce qui vous convient et laissez de côté ce qui ne vous convient pas.

Cet ouvrage a juste la vocation de faire découvrir une manière ludique de favoriser, de soutenir, d'éclairer une situation ou encore pour recevoir des réponses et vous aider à voir plus clairement en vous…

Un bain holistique se prépare et se prend habituellement dans l'intimité de la salle de bain.

C'est un moment pour soi ou on prend conscience de soi, un bain peut être préparé pour une personne ou un couple (uniquement dans ce cas, il est pris à deux).

Bien-sûr, si la température le permet et que vous avez la possibilité de vous rendre à la plage, vous pouvez prendre un bon bain de mer, excellent pour se détendre et se purifier des lourdeurs accumulées.

Il a été prouvé que Cléopâtre prenait des bains additionnés de sel pour ses vertus défatigantes, pour prévenir les problèmes de peau mais également à des fins holistiques et de purification.

Vous pouvez par ailleurs, préparer votre bain et le placer à l'extérieur afin de profiter de l'énergie des rayons du soleil.

Dans ce cas, vous pouvez laisser votre préparation à l'extérieur environ 3 heures et ajuster la température de l'eau en fonction de votre convenance.

Pour les plus courageux, vous pouvez prendre votre bain de purification dans un cours d'eau afin de bénéficier de l'énergie vivifiante et de la force environnante.

Vouloir une chose, rêver de cette chose, demander une grâce de la divine providence est salutaire mais ce n'est qu'une prise de décision et un passage à l'action qui permettront une réelle réalisation.

Voyez un bain, comme une bathérapie, une carte supplémentaire que vous ajoutez à votre jeu.

N'oubliez jamais que 100% des gagnants au loto…ont tenté leur chance.

Une chose est sûre, c'est une activité très ludique et amusante pour ma part, j'éprouve un véritable plaisir à mélanger des senteurs et à faire des mélanges à première vue improbables.

Ma définition toute personnelle est un bain additionné d'éléments dans le but d'obtenir un mieux-être afin d'aboutir à un impact positif dans un domaine de ma vie.

Le terme holistique est bien choisi, le but premier est de « travailler » sur les différents plans, cela dépasse largement le plan physique et considère la personne dans son entièreté.

« Prendre un bain suffit souvent à se sentir mieux, c'est très agréable, une fois qu'on prend ce temps ».

Vous apprendrez à optimiser votre bain, en le prenant en conscience.

Une chose est sûre, vous ne verrez plus un bain de la même manière.

Votre vision d'un bain changera complètement quand vous verrez tous les bienfaits qu'il apporte dans votre vie.

Je vois d'ici, les premiers visages se transformer, se souvenant que vous n'avez pas de baignoire.

Pas de panique, il y a toujours une solution.

Avant d'entamer la rédaction du présent ouvrage, j'ai animé de nombreux ateliers sur le sujet, je suis libraire dans une librairie ou plus communément appelé passeuse de livres. Ce dernier qualificatif décrit mieux ma relation avec les personnes qui viennent chercher des réponses à une interrogation existentielle ou simplement par curiosité, comme on le fait souvent quand on se rend dans une librairie de développement personnel.

Je vais d'abord vous expliquer les règles de base puis nous rentrerons dans le vif du sujet et enfin je vous exposerai les différents types de bain que vous pouvez faire.

Ce n'est nullement une liste exhaustive, pour chacune des catégories que je vais vous citer, j'ai pris la liberté de faire ma petite sauce et de les mettre au goût du jour (ou à mon goût et oui des fois, je n'ai pas pu résister au plaisir d'y mettre mon grain de sel).

Première étape
Bain purification + CHARGE LE BAIN + PLAISIR DU BAIN

Avant tout, quelques règles de base,

Le plus important, une bonne dose de conviction, il ne sert strictement à rien de vous lancer dans cette aventure sans conviction.

A mon avis, il ne sert à rien de se lancer dans quoi que ce soit sans conviction.

La force des bains holistiques réside dans le pouvoir de la programmation et du maintien de la pensée sur l'état souhaité, ce que nous appelons communément l'intention.

Il faut donc être dans un état d'esprit… positif, un bain peut se préparer rapidement mais demande une certaine disponibilité, une certaine présence dans l'instant présent, vous devrez vous consacrer à l'acte que vous êtes en train d'accomplir.

Dans tous les cas, il vous faudra y fixer une intention, il n'est plus à démontrer que l'eau a une mémoire, cela a été prouvé par le CNRS, plus particulièrement par le docteur Benveniste et plus récemment par le regretté Professeur Emoto.

Ce dernier a fait un gros travail de vulgarisation de cette démonstration à travers ses ouvrages et jeux de cartes.

En effet, il a démontré qu'en fonction de l'intention qu'on fixe au départ les cristaux d'eau prennent une forme différente (sentiment de haine, colère mais aussi amour, paix, tendresse, etc.).

C'est un sujet passionnant, si vous voulez aller plus loin, vous trouverez en fin d'ouvrage, des références.

« Un élément qui peut paraître anodin mais qui a toute son importance. »

Ne pas utiliser une eau trop chaude, en effet, il a été constaté que plus elle est chaude, moins elle se charge.

Prenez votre bain… tiède, à la température la plus fraîche que vous pouvez la supporter afin de pouvoir bénéficier de toutes ses vertus et de pouvoir y fixer votre intention, votre prière, l'intention de votre cœur.

Pour en tirer les plus grands bienfaits, assurez-vous d'être dans de bonnes conditions, c'est-à-dire de préférence dans :

Le Silence

La Solitude

Et la Sérénité

C'est un moment Sacré

« Créez un cadre propice à la prise de votre bain, un petit autel ou un coin de méditation, de recueillement ou autre. Allumez-y une bougie, un bâtonnet d'encens et juste après votre bain, rendez-vous sans tarder dans cet espace. »

Ceci n'est pas obligatoire mais évitez de prendre un bain juste avant d'aller boire un verre avec des amis ou encore de partir en soirée.

Une autre règle de base, un bain se prend « propre » et oui, il est important de savoir qu'après les 7 heures minimum qui suivent la prise de votre bain vous ne pourrez pas vous savonner. Il est donc vivement conseillé de prendre votre douche avant.

Eviter de prendre un bain pendant la période de menstruations… pour des raisons d'hygiène évidentes et à ce moment le corps de la femme se soulage de lourdeurs, laissons-le, s'auto-purifier avant d'entreprendre toute autre forme de purification.

Prenez un bain durant cette période qu'en cas de force majeure ou si vous suivez un protocole précis (voire plus loin) et dans ce cas, préférez un bain avec une bassine, une casserole ou autre récipient.

Nous sommes tous sensibles plus ou moins consciemment à l'influence de la lune.

Les marées par exemple, subissent une remarquable influence de la lune.

Certaines personnes disent ne pas dormir, les nuits de pleine lune.

Les bains holistiques se prennent à la lune montante (de la nouvelle lune jusqu'à 3 jours après la pleine lune) si votre demande concerne votre succès ou toute forme d'accroissement.

Les bains avec une intention favorisant l'introspection sont pris à la lune descendante (dernier quartier).

Vous trouverez facilement sur internet, des sites traitant des différentes phases de la lune.

Les bains de purification, de nettoyage ou de déblocage sont les bains considérés d'état d'urgence, ils peuvent être préparés et pris dès que le besoin se fait sentir.

J'ai tout de même remarqué que les bains ont tendance à fatiguer, apaiser, je préfère donc conseiller de les prendre le soir, ils ont aussi tendance à favoriser les rêves.

A quel moment, se fait sentir le besoin de prendre un bain ?

Cela répond à la question « quand prendre un bain ? »

Quand on a l'impression de tourner en rond ou qu'on a la sensation de trop plein, de saturation ou quand on sait, qu'on fait ce qu'il faut et qu'il nous manque une force, une énergie, un petit coup de pouce… de la divine Providence par exemple.

Une règle importante, les composants d'un bain sont toujours en nombre impair.

3, 5, 7,9 et jusqu'à 13 sont généralement les nombres utilisés… parfois un seul élément suffit.

Est-ce dû à une croyance religieuse particulière ?

Il semble que non, parce que c'est une règle largement respectée.

Afin d'aller plus loin dans cette aventure, il faut que l'on garde à l'esprit qu'on peut faire un bain avec tout ou presque…

En écrivant ces quelques lignes, je suis en train de regarder ce magnifique pull rouge que je porte…

Oui ! Je peux préparer mon bain avec ce pull si je veux me retrouver dans la même dynamique que je suis en général ou à l'écriture de ces quelques lignes.

« Dans ce cas, il faudrait que je le retire tout de suite et que je le réserve dans un sac en attendant le jour où je serai moins motivée alors, je préparais mon bain. »

J'avoue que ce n'est pas très pratique, je pense qu'au lieu de le revêtir, je l'enfilerai tout simplement.

Nous allons nous attarder sur les règnes animal, minéral et végétal, je garderai ce dernier pour la fin car beaucoup plus large et plus complexe.

Faites un test très simple, un jour où vous avez besoin de tendresse, hop, attrapez votre boîte de sucre roux, ajoutez une ou trois cuillerées à l'eau tiède de votre bain et fixez votre intention comme indiqué précédemment.

Pour ma part, je préfère la même recette en remplaçant le sucre par du miel que j'achète préalablement à cet effet, « je trouve que c'est mieux même si le miel dans le placard est tout aussi bien. »

A quelle fréquence ?

Cela est une très bonne question mais reste un choix très personnel.

Il est conseillé tout de même de prendre un même bain, trois fois dans la même semaine ou trois vendredis de suite, si vous êtes monothéistes (chrétien, musulman ou juif), ce même jour si vous êtes polythéistes (bouddhistes ou hindous) et animistes aussi…

Ce jour fait quasiment l'unanimité, vous pouvez selon que vous jugerez le poids du problème, prendre votre bain, 3 fois dans la semaine, certains conseillent même de prendre le même bain sur un mois.

Bien évidemment, en fonction du bain choisi, vous ferez le même bain autant de fois que vous le jugerez nécessaire…

Faites-vous confiance, tout est une question de ressenti…

Vous pouvez utiliser quotidiennement les bienfaits de l'eau lors de vos douches quotidiennes, en visualisant et en affirmant à voix haute (vous pouvez aussi murmurer) que cette eau vous lave et vous nettoie de tous miasmes et de toutes scories et vous apporte succès, chance, etc…

Ou vous êtes amené à « changer une situation particulière, un état limitant », vous maintenant dans une perception ou une situation qui vous bloque.

Vous serez surpris des résultats que vous pourrez obtenir ne serait-ce qu'en faisant cela.

Toutefois, je tiens à le répéter… encore faudrait-il que vous ne preniez pas de bain brûlant par exemple, gardez une eau tiède de préférence.

A quel moment?

Comme je le disais précédemment, en fin de journée de préférence ou à un moment où vous n'aurez pas besoin de sortir.

Parce qu'un bain à tendance à détendre mais aussi en fonction de ce que vous choisirez pour faire votre bain, s'il s'agit d'huiles essentielles ou de lotions, sachez que vous risquez d'avoir une légère odeur qui même si elle n'est pas désagréable, restera un petit moment imprégné sur votre peau.

PETIT PLUS : Le pendule reste (une fois, que vous maîtriser cet art) un bon atout.

Si vous avez du mal à vous faire confiance, il peut vous aider à choisir le nombre de fois qu'il vous sera nécessaire de prendre un bain choisi par exemple.

Le dé est aussi assez pratique pour les mêmes raisons.

A quelle fréquence, peut-on changer d'intention ?

Il est conseillé d'attendre un cycle (environ un mois) pour faire une nouvelle demande sauf dans le cas du bain de purification.

Il est toujours conseillé de faire un bain de purification entre une et trois fois avant toute entreprise.

Attendre quelques jours, environ une semaine avant de faire un autre bain d'intention.

Un rituel complet de bain de purification ne se fait pas, plus de 4 fois par an.

Il est conseillé d'en faire un, soit en début d'année, au changement de saison par exemple, avant l'été ou à la rentrée.

Tout est une question de préférence.

Le traditionnel bain de nouvelle année pratiqué dans toutes les Amériques (des côtes des Etats-Unis au Brésil) est un bain de purification et d'intention.

Ce bain est aussi pratiqué sous une forme différente en Asie.

La question que beaucoup se pose mais je n'ai pas de baignoire, je fais comment ?

Aussi simple, prenez une bassine ou une casserole au pire et dans ces cas, prenez le temps d'appliquer la préparation sur toutes les parties de votre corps (oui bien-sûr, de la tête au pied) avant de vous mouiller complètement avant la préparation.

Si vous avez une bassine, vous pouvez après l'avoir chargé (fixé l'intention au préalable), vous aspergez en vous tenant debout ou accroupie dedans.

A l'aide d'un verre, une tasse ou autre, mouillez-vous régulièrement jusqu'à une complète utilisation de la préparation.

Qu'est-ce qu'une intention ?

Cette étape est la plus importante, l'intention est la base de la réussite de cette méthode comme plein d'autres.

J'ai fait une petite recherche sur la toile et c'est la définition de Wikipédia qui m'a semblé la plus pragmatique et juste.

Du latin intentio, « action de diriger vers ».

L'intention est un dessein délibéré d'accomplir un acte, une volonté. - dessein ferme et prémédité - but même qu'on se propose d'atteindre.

En fonction de la manière que vous choisirez de formuler votre intention, vous atteindrez des sommets, vous ouvrirez des portes insoupçonnées.

A ce stade, je vous conseille de prendre votre temps pour cette étape.

Laissez-vous guider par l'envie de votre cœur et par vos aspirations profondes.

Ne formulez jamais aucune demande incluant quelqu'un d'autre sans lui demander expressément son avis.

Ne vous contentez pas de dire, j'ai senti son accord dans mon for intérieur, ça ne marche pas, on doit respecter le libre-arbitre de l'autre et laisser à l'autre, le choix de ses décisions…

Sauf dans certains cas, un enfant en bas âge ou âgé de moins de 21 ans et même là, « c'est vraiment à étudier longtemps. »

En cas de doute, prenez le temps de la réflexion…

Une intention simple que vous pouvez dire à la première étape, votre bain de purification.

« Dieu, Univers, Divine providence, mon Moi supérieur, (le nom qui vous convient en fonction de vos croyances personnelles) nettoie-moi de toutes mes lourdeurs, nettoie ma vie de toutes scories qui m'empêchent de m'épanouir et d'être pleinement, de me réaliser ».

Ou toute autre prière qui pourrait vous convenir, une prière de purification liée à votre religion ou croyance si vous en avez une.

Une intention peut être une prière du cœur ou encore une prière ancienne trouvée dans un recueil religieux ou livre sacré chrétien, juif ou musulman mais aussi bouddhiste, hindou ou autres.

Vous pouvez aussi décider de recopier un mantra qui vous parle tiré de la tradition bouddhiste ou hindouiste, d'une courte phrase extraite d'un psaume, d'une Sūrat, votre passage préféré de votre livre sacré ou de votre livre préféré (il est important d'écrire, afin d'y joindre vos propres vibrations à ce mantra).

Vous pouvez décider de recopier le texte en entier, c'est vous qui voyez.

Ensuite, vous avez deux choix, soit vous préparez votre bain dans un récipient en « verre (d'une moins petite quantité que vous allez ajuster après à votre bol, bassine ou baignoire) » et vous placerez votre mantra sous le récipient pendant minimum trente minutes.

Si vous optez pour cette méthode vous pouvez aussi y inscrire une phrase comme celle-ci.

« La Divine providence (ou autre chose en fonction des croyances) remplie cette eau de toute l'énergie et de tout ce dont j'ai besoin de comprendre pour réussir à cet examen, que cela ou mieux encore se produit dans l'ici et maintenant. »

« La Divine providence charge cette eau de tout ce qu'il me faut afin que je puisse faire face à x problème que je rencontre. »

« La Divine providence charge cette eau de toutes les informations me permettant de faire le choix le plus juste dans x situation. »

Ou encore, vous pouvez décider de dire plusieurs fois de suite votre mantra, devant votre récipient, en vous référant à la technique expliquée dans comment charger son bain.

Le nombre de fois peut varier entre 3, 7 et peut aller jusqu'à 107 ce qui correspond au nombre de graines d'un mala (chapelet hindouiste et bouddhiste).

Vous pouvez aussi utiliser un pendule… encore une fois, faites confiance à votre ressenti, si vous ne savez pas, lui, il sait.

Quand vous vous déciderez, gardez en tête que vous prendrez toujours la meilleure décision pour vous à ce moment précis et que tout concourt à votre bien.

Il y a aussi des psaumes qui peuvent être choisis, comme le psaume 23 « le Seigneur est mon berger, je ne manquerai de rien » pour s'assurer la prospérité ou encore *Le Notre père* des chrétiens par exemple.

J'ai trouvé une merveilleuse technique tirée du livre *Ho' oponopono nouveau* de Luc Bodin qui consiste à effacer les mémoires erronées… depuis l'origine première, c'est pas mal.

Si vous êtes intéressé par cette méthode, vous trouverez les clés pour formuler des mantras que vous pourrez placer sous votre récipient.

J'ai eu de bons résultats avec cette technique…

Vous pouvez aussi faire l'expérience avec une lettre hébraïque…

Chaque lettre a une vibration qui nous permet de profiter des bienfaits…

Vous avez peut-être entendu parler des séries numériques actives (Grabovoï par exemple), pour ceux qui ne connaissent pas, cette méthode se passe sur le principe que chaque chose dans l'univers a son code chiffré, il y a donc un code en fonction de ce que vous voulez.

Vous savez maintenant que vous pouvez charger votre bain en plaçant un mantra sous le récipient ou une série numérique peut également faire l'affaire.

71042 pour la chance
9718319575148179 pour la résolution des conflits
777 pour les miracles
1888948 fin des conflits - paix
La méthode est assez pointue mais intéressante à explorer.

Vous avez la possibilité de charger votre bain avec les vibrations des Archanges pour une grande protection et une bonne guidance.

« Michaël, Gabriel, Raphaël, Uriel, Jophiel, Tzadkiel, Camuel (vous pouvez rajouter Sandalphon et Métatron, les deux seuls archanges ayant eu une existence terrestre) merci de charger cette eau de vos vibrations afin de me permettre de passer une nuit paisible sous votre puissante protection », par exemple.

« Sandalphon et Métatron vous qui avez eu une existence terrestre, guidez-moi et accompagnez-moi durant cette épreuve (la nommer) que je traverse actuellement, apportez à ma compréhension les éléments me permettant de régler ce problème de la meilleure façon pour mon plus grand bien et le plus grand bien de tous. »

Il est important à ce stade de se rappeler que vous ayez une pratique spirituelle ou non qu'il est indispensable de charger votre bain.

Il n'est pas nécessaire d'être croyant en Dieu, vous croyez en une force qui régit l'univers, en vous, c'est déjà pas mal.

J'apprécie particulièrement de charger mon bain avec un mode de pensée inspiré du « Cours en Miracles ».

En chargeant mon bain, je dis souvent, **je demande à ce que soit changé en moi tout ce qui m'empêche de …**

Et je rajoute que cela est bon (positif, une valeur ajoutée, etc.) pour mon plus grand bien et le plus grand bien de tous.

Petite remarque : Sachant que nous sommes tous liés, ne serait-ce que magnétiquement, mon plus grand bien est nécessairement le plus grand bien de tous.

Je trouve pas mal l'idée de prendre pleinement ses responsabilités face à son destin…

« Avoir la force de changer ce qui doit être changé, avoir le courage de changer ce qui peut l'être »

Je pense que cet adage pourrait résumer les grandes lignes de la prise de conscience et notre part de responsabilités dans la vie que nous menons.

Vous pourrez utiliser des images sacrées de divinités hindoues ou bouddhistes pour charger votre bain.

Dans ce cas, il suffit de le placer sous votre récipient en verre pendant minimum une demi-heure puis, tout en gardant l'image sous le récipient, mettez-y les mains et exprimez votre intention, trois fois à voix haute.

Enlevez vos mains, essuyez-les et prenez votre bain sans tarder.

Il est possible de faire la même chose avec les pentacles de l'abbé Julio, les yantras (si en métal vous les placez directement à l'intérieur du récipient que vous immergez d'eau) ou tous autres dessins actifs ou agissants.

Quand vous êtes à cette étape, c'est que vous avez déjà fait au moins, un bain de purification.

CHAPITRE 2

Mode d'emploi

Vous avez le choix…
Le champ des possibles est juste devant vous.

D'autres moyens de fixer votre intention.
Il suffit d'y tremper la main droite (même si vous êtes gaucher) ou encore en imposant la paume de vos mains juste au-dessus de l'eau ou dans l'eau, en formulant à voix haute si possible (le verbe a besoin d'être formulé, il est aussi possible de le formuler dans l'intimité de votre cœur, surtout quand on n'a pas le choix et dans ce cas, ça marche aussi, tout est une question d'Intention) la ou les raisons qui vous ont poussé à préparer ce bain.

Vous pouvez aussi, si vous maîtrisez la pratique du pendule, placer votre pendule au-dessus de votre bain.

Vérifiez avec votre pendule si votre intention ainsi formulée vous permettra d'atteindre votre objectif de…

Une fois que la réponse est positive, vous placez votre pendule au-dessus de votre bain et dès que vous formulez votre intention, votre pendule entamera sa rotation.

Une fois, sa rotation terminée (laissez bien le pendule faire sa rotation le nombre de temps nécessaire, ne l'arrêtez pas).

Dans tous les cas, à ce stade, dès que vous avez fait votre choix et que votre intention est fixée, votre bain est hautement chargé énergétiquement, votre bain est théoriquement prêt, vous pouvez en plus y joindre, des plantes, des huiles, des pierres, des lotions.

Certaines personnes se posent la question s'il faut créer une ambiance, la réponse est encore un choix personnel.

En fonction de votre demande et de vos croyances, vous pouvez choisir ou non d'allumer un peu d'encens dans ce cas utiliser votre encens habituel ou si vous voulez un encens spécifique, il existe d'excellents ouvrages sur le sujet.

A titre indicatif, vous pouvez allumer de l'encens de rose pour toute cause affective et familiale.

De l'encens de patchouli pour le couple, il s'utilise aussi pour toute affaire professionnelle, « l'encens est généralement plus adapté pour cette dernière. »

Un bâtonnet de Nag Champa suffit, il est très facile à trouver, il convient pour toutes les causes mais essentiellement adapté pour les demandes spirituelles.

Particulièrement apprécié lors des méditations, il favoriserait l'élévation spirituelle.

Et les bougies ?

« Pareille pour les bougies même personnellement j'apprécie vraiment d'en allumer une. »

Pour ma part, le fait d'allumer une bougie tout en la laissant se consumer jusqu'à la fin alors que j'ai fini de prendre mon bain, est une représentation matérielle de ma demande…

J'ai vraiment la sensation que la magie de l'Univers est en train d'opérer.

Les bougies c'est comme les encens, il y en a de toutes sortes et là encore, vous trouverez d'excellents ouvrages traitant du sujet.

Pour information, le rose c'est pour les demandes liées à l'affectif, le vert pour les demandes liées à la prospérité, le violet, la spiritualité, vous pouvez très bien si vous le désirez, allumer une bougie blanche, elle convient pour toutes les demandes.

Dans quel cas un bain holistique ne donne pas les résultats escomptés ?

La force de votre conviction n'était pas assez forte

Vous avez mal formulé votre intention

Vous avez utilisé des éléments contraires et/ou pour plusieurs intentions (exemple : vous avez utilisé une préparation de tourmaline, pierre de purification et d'ancrage et de la rose □ Votre intention est spirituelle). Ce n'est pas le mélange le plus adéquat.

Vous n'avez pas pris le temps de prendre votre bain en conscience

Vous n'avez pas fait de bain de purification avant de faire votre bain d'intention

Vous ne l'avez pas fait suffisamment de fois

Vous avez choisi une préparation inadaptée à vous, à votre intention

Vous n'avez pas pris le recul nécessaire afin de percevoir les changements opérés.

Votre demande n'est pas en application avec le plan Divin qui vous est destiné, dans ce cas, faites un bain spirituel et demandez à être guidé.

Vous n'avez pas fourni suffisamment d'effort tangible, cette technique aide, accompagne mais ne se substitue pas à un véritable investissement concret et personnel indispensable au succès de tout projet

Vous apprendrez l'art de la bathérapie dans les lignes qui suivent et le bain n'aura plus de secret pour vous.

Je pense avoir vraiment essayé une diversité de bains différents de toutes sortes…

J'ai même tenté un bain avec des bulles, vous avez bien lu, j'ai essayé un bain avec du champagne même du vin pour un bain de succès (plutôt oui, vu le prix de la bouteille) et même avec de l'eau gazeuse (avec peu de succès, peut-être que vous aurez plus de chance que moi)... mais aussi avec du rhum ou de la vodka (toujours en purification et jamais pur bien sûr, je les ai dilué).

Je rappelle que l'alcool doit être consommé avec modération même si ici, il n'est pas du tout question de le boire.

Il est utilisé dilué dans de l'eau.

Les bains de vapeur, les bains chauds sont aujourd'hui les plus populaires et sont utilisés pour un confort et un bien-être quasi immédiat, même si tout le monde ne peut pas en profiter car ses bains de valeur sont à très haute température afin de provoquer une sudation et ne convient pas aux personnes souffrant de problèmes circulatoires par exemple.

Mis à part leurs bienfaits pour le confort et des raisons d'hygiène de la peau, c'est un excellent moyen d'éliminer les peaux mortes.

Les hammams, les saunas, les huttes de sudation, les bains chauds et/ou de vapeur naturels ont en commun la capacité de purifier l'Homme sur différents plans, physiquement, j'ai envie de dire évidemment mais aussi sur d'autres plans.

Après un tel bain, on a vraiment la sensation d'être purifié, apaisé de corps et… d'esprit.

Oui, vous avez bien lu, cela apaise notre vacarme mental, un bain chaud apaise l'esprit, le fait de transpirer permet de se renouveler.

Cela n'est pas du tout un secret pour aucun nordiste ou encore aucun maghrébin ou arabe, pour lesquels l'hygiène et la pureté de l'esprit sont indispensables à une bonne vie.

Je conseille souvent de prendre un tel bain si on en a la possibilité avant de commencer à faire un bain d'intention, les résultats en sont meilleurs.

Si vous n'avez jamais eu l'occasion d'essayer… c'est le moment, vous pourrez être vraiment surpris du bien-être que ces bains procurent…

Après vous êtes « régénéré » de la sorte, vous vous sentirez sans nul doute plus d'attaque et déterminé que jamais pour faire face aux challenges du jeu qu'est la vie.

Selon moi, beaucoup a été découvert sur les vertus de l'eau et il reste encore beaucoup à démontrer encore…

Wait & see, j'y parierai ma chemise que d'autres révélations scientifiques fulgurantes pourront être révélées sur l'impact de l'eau sur notre réalisation et sur l'optimisation de notre potentiel, connu et inconnu.

J'ai pu m'en apercevoir au fil des années et de part ma pratique.

Si je devais vous conseiller un seul bain, ça serait celui-là, rien ne vaut un bon bain de purification.

Quand vous avez un doute, priorisez un bain de purification.

Si tout cela vous paraît un peu fastidieux, déposez ce livre quelques instants, programmez une balade en forêt ou dans un parc, en fonction de vos possibilités.

Organisez un bain de forêt, c'est une expérience inoubliable à vivre. Prenez le temps d'aller dans un parc ou une forêt, soyez pieds nus, appréciez chaque instant, rapprochez vous des arbres et pourquoi pas en enlacer un afin de vous connecter à cette énergie de la nature.

Vous pouvez aussi décider simplement de prendre un bain de soleil en vous asseyant et en vous exposant durant quelques minutes, 5 minutes, 10 minutes, pas plus, ce n'est pas nécessaire. Vous serez nourri dans ce lieu calme, paisible et rechargé à bloc. Pourquoi ne pas emmener votre livre avec vous pour continuer votre lecture.

CHAPITRE 3

Domaines d'application

Entrons dans le vif du sujet, pour faciliter l'intégration des informations et mieux comprendre la multitude des possibilités, j'ai préféré catégoriser les éléments en fonction de leur règne, c'est-à-dire, en fonction de leur appartenance, de leur monde.

La faune, les animaux correspondent au monde animal.
Les pierres correspondent au monde ou règne minéral.
Les plantes correspondent au monde ou règne végétal.

Certaines personnes sont plus sensibles aux minéraux et comprennent très facilement leurs langages tandis que d'autres ressentent et vivent une parfaite connexion avec les végétaux.

Ces derniers ne peuvent absolument pas être à l'aise avec les minéraux.

En conclusion, chacun est unique et ne doit suivre que ce qui lui parle, lui convient le mieux.

Il existe des personnes capables de se connecter à tous les règnes, cela est plus rare et demande… de l'expérience et une certaine capacité à s'oublier, se déconnecter et entrer en communion avec le langage des différents règnes.

Après vous avoir fait la présentation et les exemples correspondants à chaque règne, je vais vous faire part de mes petites expériences personnelles.

Heureusement en 2020, il existe une grande variété et un grand choix de produits, de plus en plus de personnes inspirées se donnent le droit de se réaliser…

En effet, imaginer que vous vous sentez étrangement fatigué et découragé mais que vous avez une foule de choses à accomplir.

Rien ne vous ferait plus plaisir de prendre un bain… Oui, bien-sûr, ça arrive, qu'on soit traversé par une irrésistible envie de faire trempette.

Vous vous rendez dans votre salle de bain et vous trouvez dans votre placard, les élixirs d'animaux, le chanceux !

Surtout qu'il n'y en a pas pléthore sur le marché, Lunisis, Pegasus (pas en français) sont les seuls que je connaisse.

Il en existe sûrement d'autres qui sont peu connus mais il faut savoir que ça existe.

Ils sont fréquemment désignés comme chamanique car pour fabriquer ces élixirs, il faut se connecter à l'esprit de l'espèce.

Je n'ai jamais utilisé ces élixirs mais c'est possible, si certains d'entre vous en sont friands, j'attends vos retours d'expérience.

Vous pouvez préparer un bain avec quelques gouttes que vous rajoutez à votre bain d'élixir de lion ou de jaguar ou les deux pour retrouver l'énergie et le dynamisme recherché.

Il n'y a pas de miracles, même si ça existe, il peut être nécessaire de reprendre plusieurs fois ce bain.

Il existe une autre méthode que nous verrons plus loin qui s'apparente plus à la radiesthésie et nous verrons plus loin, de quoi il s'agit…

Certaines personnes utilisent une partie de l'animal dont ils souhaitent avoir une émanation de ses attributs.

Elles le mélangent à l'eau du bain ou font tremper une partie de l'animal recueillie pendant une demi-heure minimum.

J'avoue mal connaître cette utilisation, je la mentionne car elle existe…

A vos bassines et à vos expériences…

Un jour, où je me rendais en Amazonie, à Maripasoula (plus grande ville de France) qui se situe en Guyane et est séparé du Suriname par le Maroni, je vis des amérindiens qui se baignaient dans l'eau trouble du fleuve.

Je pris la décision de m'y baigner et je vis des cailloux étrangement clairs, habitués à voir les pierres polies.

Je prie la décision d'en prendre une, à mi-chemin entre un cristal de roche et… je ne pus résister à l'envie d'en emporter une.

Je fis la connaissance aussi d'une orfèvre qui vendait des pierres parsemées d'or.

Je décidais donc de tester les vertus du bain minéral.

L'une des îles de l'archipel d'où je suis originaire, a aussi des pierres que nous ramassons comme ça par terre.

Il existe qu'une seule entreprise qui en vit mais nous tenons à préserver l'authenticité et le sacré de ce lieu.

On y trouve surtout du cristal de roche, de l'agate et du gabbro.

J'adore littéralement, tout y passe, je me lève de bonne heure et je prends un saladier en verre dans lequel je mets de l'eau et j'y appose ma pierre.

Je vous conseille d'exposer votre saladier au soleil, si c'est possible, je l'expose toute la matinée, jusqu'à midi et quand les rayons du soleil commencent à décliner, je retire mon saladier.

Vous pouvez réserver votre macération jusqu'au soir ou dans une bouteille en verre au frais.

Ma préférence, juste après avoir retiré ma préparation, l'eau étant tiède, j'en profite pour prendre tout de suite mon bain.

En n'oubliant pas d'y fixer mon intention bien sûr et en rajoutant d'autres macérations de pierres ou de plantes.

Pas de panique, on reviendra plus loin dessus…

Je vous conseille par contre, de toujours respecter vos supports en ne mélangeant pas les pierres pour faire votre macération surtout qu'elles ne sont pas toutes compatibles énergétiquement entre elles.

Faites donc une macération de chaque pierre individuellement.

Je ne fais jamais de mélange d'élixir de pierres, c'est une question de goût et de ressenti…mais rien ne vous en empêche si vous en ressentez l'envie et le besoin de le faire.

Je n'utilise qu'une pierre à la fois afin de profiter pleinement des vertus de la pierre choisie.

Il m'arrive parfois d'ajouter des huiles essentielles à mon élixir de pierre.

Nous verrons cela un peu plus loin.

Je les prépare moi-même mais si vous manquez de temps, sans être un adepte des élixirs de pierres, ils sont pourtant très pratiques.

« Il vous suffit d'y ajouter quelques gouttes ou quelques vaporisations en fonction que la préparation soit aqueuse ou huileuse. »

Dans ce cas, vous pourrez plus facilement faire des mélanges en fonction de l'objectif et l'intention recherchés.

Comme je l'ai fait précédemment, je vais vous faire quelques suggestions de bain, en fonction des évènements que vous pouvez traverser dans votre vie.

Ces suggestions ne sont faites qu'à titre d'illustration même si elles sont efficaces.

J'ai pu constater que tout le monde n'a pas la même sensibilité d'un règne ou d'un autre.

Tout est une question de « feeling », vous saurez très tôt ce qui vous convient.

Un jour où j'avais été profondément contrariée par un dîner avec une amie qui vivait un drame affectif où je n'avais pu lui exprimer le bien fondé de ma pensée par crainte de la blesser.

En entrant chez moi, j'ai commencé à avoir terriblement mal à la gorge, je n'y ai pas prêté tout de suite attention, puis au cours de la soirée, une idée me vient de tenter de faire une macération de cette pierre que je venais d'acquérir, un magnifique lapis lazuli brute.

J'ai fait une macération de cette pierre pendant environ une heure, dans un récipient transparent en verre que j'ai mis à température en y ajoutant une peu d'eau chaude, et que je me suis versée comme une douche de la tête au pied après l'avoir chargé de mon intention de me libérer de toutes les tensions négatives liées à ma conversation.

Peu après, je suis allée me coucher et le lendemain, j'avais oublié cet épisode une bonne partie de la matinée, jusqu'à ce qu'il me revienne en fin de matinée.

C'est la raison pour laquelle je tiens à vous faire partager cette possibilité de bain.

Vous pourrez trouver sur le marché d'excellents ouvrages traitant de la lithothérapie (soins et thérapies par les pierres).

Je ne dresserai pas une liste exhaustive des pierres ainsi que leurs vertus.

Je parlerai essentiellement des principales, des plus courantes.

Mon préféré, un bain fait avec une macération de quartz rose, je ne connais rien de mieux pour se connecter à soi…

On a la sensation d'être dans un cocon…

Je pense que c'est un excellent moyen de commencer les bains en douceur.

N'étant pas franchement purifiant, il accompagne aisément vers cette nouvelle approche qu'est le bain holistique ou la bathérapie.

En bain purifiant, je conseillerai plus le péridot (pierre d'un vert clair éclatant) ou encore une pierre de fond, l'obsidienne (une pierre d'un noir profond), une pierre qui permet ce travail de purification mais à utiliser avec des pincettes et uniquement si l'on se sent à l'aise… et prêt.

En accord, avec cette pierre qui est puissante mais qui peut être parfois difficilement tolérée ou qui crée des changements brutaux et importants… positifs mais parfois pénibles à intégrer, au vu de la rapidité des résultats.

Avant de l'utiliser, je vous conseillerai de dormir avec elle, au moins une nuit sous votre oreiller, vous saurez assez rapidement si elle vous convient ou pas.

Les pierres de protection, telles que le labradorite ou œil de tigre sont à utiliser après avoir fait de bons bains de purification avec d'autres pierres ou par une autre méthode peu importe.

Je conseille l'améthyste pour harmoniser les corps mais surtout pour ceux qui veulent faire un travail sur eux en profondeur, un travail plus spirituel.

J'apprécie énormément les agates, il en existe une grande variété. Le soutien qu'elles nous apportent, n'est pas négligeable notamment pour la chance qu'on dit qu'elles procurent sûrement parce qu'elles permettent de voir ce qui ne va pas dans une situation, elles portent notre attention sur ce qui doit être réglé.

Le quartz rose pour toutes les questions à l'affectif, à l'amour entre les êtres mais pas uniquement, le réconfort, nous savons que la plus grande force qui soit est la force de l'amour.

Sans oublier, le quartz ou cristal de roche, pour la vision et la protection.

La pierre de lune pour être en résonance et se réconcilier avec sa féminité.

Le jade (le vrai, le jade de Chine ou la Néphrite, pas la serpentine ou l'aventurine) est une pierre sublime qui est synonyme de prospérité mais aussi de plénitude.

Le jade noir ou jade magnétite est une pierre d'accompagnement lors de burn out par exemple, c'est une pierre qui permet de reprendre le cours de sa vie… en douceur.

Nous allons maintenant parler des bains sous une forme assez inattendue, nous avons parlé de bain en y apposant, en y ajoutant ce que l'on veut… Et si, on y apposait une couleur…

Oui, oui, c'est bien ça, vous avez bien lu… une couleur.

La chromothérapie est de plus en plus… tendance et de nombreuses expériences ont depuis longtemps démontré, l'impact des couleurs sur notre humeur, notre santé.

Comment faire, c'est simple, laissez libre cours à votre imagination.

Je vais quand même vous donner une idée qui servira j'espère, à vous inspirer.

« Je place une feuille de Canson sous mon récipient en verre à la couleur choisie pendant au moins une demi-heure. »

Vous pouvez tenter avec des colorants naturels non dangereux pour la peau, je vous avouerai, ne pas avoir tenté l'expérience… Elle me parle peu.

Un petit cours rapide sur les codes couleurs… Les ouvrages spécialisés vous permettront d'avoir de plus amples renseignements sur les différentes nuances.

Le rouge fait référence à l'énergie vitale, la force mais aussi l'amour

L'orange est utilisé pour stimuler la créativité, le courage

Le vert, aide à l'équilibre, la guérison, la justice, la communication juste

Le jaune, aide à la prise de décision et au passage à l'acte

Le bleu, la sérénité, aide à décompresser, à lâcher-prise

Le violet, l'élévation, ouverture des champs des possibles

Le Magenta, (mi-chemin entre le rose et le violet) aide à soulager les peines de cœur et les chagrins.

« Si vous avez chez vous la chance d'avoir une lampe de chromothérapie, c'est super vous pouvez très bien préparer un bain de la manière de votre choix et ensuite, choisir la couleur correspondant et pour finalement, prendre votre bain dans cette ambiance. »

Vous pouvez aussi choisir de composer un bain avec des fleurs ou même des fruits… de la couleur du résultat que vous voulez obtenir.

Les bains holistiques sont traditionnellement préparés, accompagnés de végétaux.

Je me suis dit et si je tentais les fruits, oui pourquoi pas des bains d'orange ou d'ananas…

Je suis ethnobotaniste, il s'agit de la relation entre l'homme et les végétaux.

L'ananas était à l'origine utilisé dans les Caraïbes, pour orner les huttes, il était considéré comme ayant des vertus de protection, de bons augures (de par sa couleur jaune, son parfum) et de paix.

C'est lors de la découverte de la Guadeloupe en 1493 par Christophe Colomb que ce fruit fut offert en signe d'hospitalité.

Aujourd'hui encore, des bains sont préparés en y introduisant des tranches de ce fruit, le jus ou encore en décoction de la plante et du fruit.

La plante est considérée comme un porte-bonheur…

Les citrus (citron, orange acide de préférence) font d'excellents bains de purification.

Le fruit entier ou quelques gouttes de l'huile essentielle feront l'affaire.

Le melon (d'Espagne) pour le courage, se renforcer et le centrage.

En fin d'ouvrage, vous trouverez toute une série de suggestions de bains afin de vous donner une idée et de vous servir de base pour vos propres préparations.

Nous allons aborder la partie la plus vaste et la plus créative, le règne végétal qui se décline sous de nombreuses formes.

La plante entière ou une partie fraîche, la plante séchée, l'huile essentielle et l'hydrolat.

Commençons par la plante entière, de nombreuses plantes peuvent entrer dans la composition de bains holistiques.

Vous trouverez quelques exemples en fonction des besoins que vous pourrez rencontrer dans la vie courante.

Comment utilise-t-on les plantes fraîches ?

C'est simple, soit vous les froisser dans l'eau ou vous les passer au mixeur en y ajoutant un peu d'eau (n'oubliez pas de passer le mélange dans une passoire), c'est plus fastidieux mais tout est une question de goût.

La plante fraîche est réservée à quelques chanceux…

Vous pouvez choisir d'en faire une infusion, je préfère ce moyen pour les plantes et racines séchées.

On trouve heureusement aujourd'hui, quelques plantes séchées de bonne qualité dans certaines pharmacies et herboristerie (plus rare, le métier n'existant plus en France), vous pouvez très bien aussi en commander via ces mêmes pharmacies en ligne et être livré assez rapidement.

On n'arrête pas le progrès !

Les huiles essentielles sont un excellent compromis, il en existe de toutes sortes sur le marché, on en trouve même en pharmacie, « c'est dire qu'elles sont accessibles. »

Il y a encore une dizaine d'années, de nombreuses pharmacies ne vendaient pas d'huiles essentielles, aujourd'hui cela relève de l'exception.

Je vous avouerai que les huiles essentielles ont toutes ma préférence, pratique, de nombreux choix disponibles mais surtout faites attention à la qualité des huiles que vous achetez, évitez de grâce les huiles synthétiques qui ne présentent aucun intérêt dans la bathérapie.

Elles sont en plus souvent irritantes, servent au mieux à être utilisées dans des diffuseurs ou brûleurs.

Il y en existe des dermo-caustiques qui sont irritantes pour la peau.

Telle que l'huile de cannelle, préférée l'huile essentielle des feuilles à celle de l'écorce, même si elle est plus parfumée et rappelle plus l'odeur suave de la cannelle.

Vérifiez bien, avant toute utilisation, il ne faut pas oublier qu'en spagyrie, la plante entière correspond au corps physique de la plante, l'hydrolat (ou eau florale) est considérée comme l'esprit de la plante et l'huile essentielle d'une plante est considérée comme l'âme de la plante.

A utiliser avec parcimonie, quelques gouttes suffisent…

Le seul inconvénient est que l'huile ne se dissout pas dans l'eau, si cela vous gêne vous pouvez utiliser un dispersant pour faciliter le mélange ou prendre un bain de lait, il se dissout au bout de quelques minutes.

Il faut donc prévoir ce temps….

L'hydrolat ou eau florale est tout aussi intéressante mais plus difficile à trouver car elle se dégrade rapidement.

Dans tous les cas, le règne végétal a des principes actifs très puissants… 10 g suffisent pour un bain, 3 gouttes d'huile, c'est parfait surtout si vous en choisissez plusieurs.

Il en existe tellement que je vous suggère les plantes suivantes que vous vous procurerez sous la forme que vous voulez :

Pour la purification :

- Basilic
- Genévrier
- Hysope
- Fenouil
- Tea tree
- Citron
- Eucalyptus

- Néroli (affectif)
- Girofle

Pour la protection :

- Persil
- Géranium
- Angélique
- Niaouli
- Pin
- Oignon

Pour la volonté :

- Citron
- Menthe poivrée
- Thym
- Romarin
- Hysope
- Poivre
- Oignon
- Cyprès

Encourage la spiritualité :

- Angélique
- Nard Jatamansi
- Santal
- Camomille
- Cèdre (sérénité & deuil)
- Rose
- Myrrhe

Pour la prospérité:

- Patchouli

- Bergamote
- Chèvrefeuille
- Pin
- Vétiver
- Cannelle (feuilles)

Pour l'amour :

- Patchouli
- Vanille
- Rose
- Ylang Ylang
- Lavande

Nous allons voir notre dernière partie qui concerne les huiles végétales ou pas.

Difficile de se retrouver dans toutes les compositions que l'on trouve actuellement.

Les huiles aura soma peuvent rentrer dans la composition d'un bain. Dans ce cas, les utiliser seules car elles sont suffisamment complexes à elles-seules.

Les huiles magiques arabes vendues par Gvp sont aussi des huiles complexes à ne pas mélanger à d'autres huiles.

Je vous conseille d'éviter de mélanger des huiles complexes (c'est-à-dire des huiles pour une action précise, elles sont issues d'un mélange d'huiles).

Au risque de vous sentir… planer !

Ça n'a aucun intérêt !

Il existe aussi des huiles saintes, elles sont pas mal, choisissez la bien en fonction de votre intention précise.

Les huiles de cristaux et de plantes existent aussi, cela ne change rien à l'utilisation, préférez-les en faible quantité.

Vous pouvez les marier si d'abord, vous le sentez bien et si elles ont les mêmes propriétés.
Ex : l'huile de basilic et la tourmaline
Je vous dirai pour un tel mélange… accrochez-vous !

Pour rappel, vous devez vous laver et/ou vous purifier avant toute demande.
Maintenant il ne me reste plus qu'à vous dire à vos récipients !

SUGGESTION DE BAIN
Purification

- Basilic
- Labradorite
- Hysope
- Pin
- Poivre
- Santal

Volonté

- Citron
- Thym
- Elixir de lion

Spiritualité

- Racines d'angélique
- Nard Jatamansi
- Camomille

Prospérité

- Patchouli
- Bergamote
- Pin

Amour

- Rose
- Patchouli
- Quartz rose

Un petit dernier pour la route que j'appellerai, bain pour les gens pressés dans l'intimité de votre salle de bain alors que vous prenez votre douche, pendant environ 3 minutes, visualisez que cette eau qui vous lave et qui coule à vos pieds vous débarrasse de toute lourdeur, de miasmes, de toute énergie négative.

Si vous avez une croyance particulière, vous faites appel à cette énergie, ce Dieu.

Le meilleur moment pour faire ce bain est incontestablement le soir.

J'ai remarqué que les résultats sont meilleurs quand l'eau est juste tiède, pas trop chaude, voire brûlante comme on l'aime souvent.

CONCLUSION

La rédaction de cet ouvrage a été un vrai plaisir et j'espère que vous ne vous laisserez pas intimider par le nombre d'informations qu'il contient mais que vous rentrerez dans le jeu avec autant de bonheur que j'ai eu à le partager.

Bientôt les bains seront une vraie habitude dont vous aurez du mal à vous passer tant il faut l'avouer, il est agréable de prendre soin de soi...

Un moment de plaisir, rien que pour soi !

Pour tout contact : lillie.lollia@gmail.com
Facebook : @goldenlillie
Instagram : @creative_lillie
Informations formations et séjours, visitez www.lillilollia.com

Printed in Great Britain
by Amazon